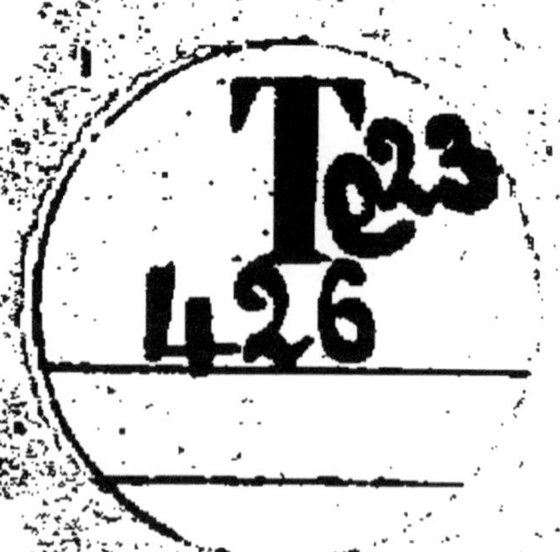
Te23
426

GUIDE DES MALADES

OU

INSTRUCTION GÉNÉRALE

pour les Personnes des deux Sexes qui mettent en œuvre l'une des Méthodes de Traitement dépuratif du Sang, usité avec succès.

Par M. P. LEPELLETIER, Médecin & Accoucheur, Auteur de plusieurs Ouvrages de Médecine.

Sans la santé, l'existence est un fardeau pénible ;
Elle doit donc être le premier objet de nos soins.

A PARIS,

Chez L'AUTEUR, Place du ci-devant Cloître Saint-Germain-l'Auxerrois, numéro 26, à côté de l'Eglise, à gauche en venant du Louvre.

AN SEPT DE LA RÉPUBLIQUE.

GUIDE DES MALADES

OU

INSTRUCTION GÉNÉRALE.

TRAITEMENT dépuratif du Sang.

N.° 1. LE traitement dépuratif du ſang conſiſte dans l'obſervation méthodique & conſtante d'un régime doux, le choix raiſonné & la juſte application des médicamens propres à opérer le retour de la ſanté.

Le traitement dépuratif du ſang ſe diviſe, 1.° en traitement de ſûreté; 2.° en traitement de néceſſité.

Le traitement de sûreté doit être considéré comme une précaution sage, propre à tranquilliser l'esprit sur les dangers de l'avenir ; on peut s'y livrer avec d'autant plus de sécurité, que, selon l'une des méthodes usitée par le Médecin Lepelletier, il ne peut nuire à la constitution, & que ses effets salutaires sont de purifier le sang & les humeurs qui en émanent, &c. Il se met en pratique, 1.° quand on a des inquiétudes sur l'état de sa santé, & qu'on appréhende de porter en soi le germe funeste d'un mal, dont le caractère seroit de végéter lentement, & plus ou moins secrètement, pour éclater tôt ou tard, avec d'autant plus de dangers qu'il seroit moins prévu ; 2.° quand on présume être atteint d'un virus, & qu'on en veut prévenir ou modérer l'explosion ; 3.° quand on se rappelle n'avoir pas suivi exactement, ou assez long temps, le traitement convenable aux maladies virulentes, dont on s'est précédemment trouvé affecté, & qu'on a dessein de réparer ses torts passés ; 4.° quand on a mené une vie déréglée, & qu'on veut enfin s'établir sans être tourmenté de la crainte d'infecter une épouse fidelle, en donnant l'existence à des enfans malheureux ; car on sait que des parens vicieux transmettent à leurs rejettons, le venin propagateur des infirmités héréditaires.

Le traitement est de nécessité, quand un

virus morbifique aſſimilé au ſang & aux humeurs d'un individu, y porte un principe de corruption, & que les ſignes viſibles & certains de maladie ne laiſſent aucun doute ſur ſon exiſtence.

N.° 2. ENTRE les différens ſpécifique ou moyens de guériſon, uſité par le Médecin Lepelletier, *le mélange dépuratif du ſang & les pillules de ſanté*, font ceux auxquels il a le plus ſouvent recours; il les adminiſtre enſemble ou ſéparément, ce qui établi trois méthodes de traitement, comme on va le voir.

N.° 3. La première méthode de traitement eſt propre aux malades qui aiment mieux prendre les médicamens ſous forme liquide, parce que le mélange dépuratif du ſang en eſt le ſpécifique. (*Voyez pages 6, 7 & 8, numéros 11, 12, 13, 14 & 15.*)

N.° 4. La ſeconde méthode de traitement eſt adoptée de préférence par les perſonnes qui trouvent plus convenable à leur goût, les médicamens ſous forme sèche ou ſolide, parce que c'eſt les pilules de ſanté qu'on employe alors. (*Voyez pages 8 & 9, numéros 16 & 17.*)

N.° 5. La troiſième méthode de traitement eſt celle où l'on uſe conjointement du mélange dépuratif du ſang, & des pilules de ſanté. (*Voyez pages 9 & 10, numéros 18 & 19.*)

REMARQUE.

N.° 6. Comme les médicamens sont insuffisans & souvent dangereux, sans le secours d'un régime de vivre sobre & doux; nous allons d'abord exposer celui qui convient le plus généralement.

RÉGIME DE VIVRE.

N.° 7. Le régime de vivre est une manière d'entretenir son existence, par l'usage raisonnable, & le choix prudent des choses nécessaires à la vie; il embrasse tout ce qui peut être avantageux au corps humain, il est la base fondamentale du traitement des maladies.

Choses contraires au Régime.

N.° 8. Il faut éviter toutes les passions violentes de l'ame, la colère & la volupté, dont les secousses irritent le genre nerveux, en portant le trouble dans la circulation, d'où résulte les effets les plus fâcheux. On doit entendre par la volupté, les lectures lascives, la jonction charnelle, la masturbation, &c. Il faut éviter le froid, s'abstenir d'alimens échauffans, salés, épicés, d'eau-de-vie, de liqueurs spiritueuſe, de vins mouſſeux, de café, de ſalade, jambons & autres viandes de chaircuiterie, des pâtiſſeries, des poiſſons ſalés ou fumés, des fromages ſalés, des viandes d'oye, de porc-frais, des ragoûts qui abondent en aromates, ſels & quintescences, & autres alimens de nature lourde ou indigeſte.

CHOSES convenables au Régime.

N.° 9. IL eſt eſſentiel de porter ſon attention à conſerver l'intégrité de la digeſtion & de la tranſpiration; on conſerve l'intégrité de la digeſtion, en mangeant modérément des alimens choiſis, analogues aux forces de l'eſtomac & à l'état de la maladie; on conſerve l'intégrité de la tranſpiration, en ſe vêtiſſant ſuffiſamment pour ſe préſerver des atteintes du froid. Il faut ſe livrer, autant que poſſible, à un exercice doux, ſe tenir propre du corps & dans ſes vêtemens, reſpirer un air libre & pur, ſoit qu'on ſe le procure par l'exercice ſalutaire de la promenade, ou qu'on le renouvelle pluſieurs fois par jour dans les appartemens qu'on habite, quand on eſt alité, &c. On peut uſer de crêmes laiteuſes & farineuſes, des ſoupes douces, des bouillies de farine, de riz, d'orge, de vermicelle, de ſémouille, d'œufs frais, des fruits doux en compotes, des plantes potagères, ou légumes bien cuits, des poissons frais, dont la carnation est tendre & légère, accommodés aux sauces les plus douces; des viandes des jeunes animaux, bouillies ou rôties, & des boissons douces, telle que l'eau pure ou sucrée, ou de la tisane générale, dont suit la recette.

TISANE GÉNÉRALE.

N.° 10. METTEZ au feu un coquemart, contenant deux litres ou pintes d'eau; quand l'eau commence à bouillir, jettez-y une once & demie de racine de guimauve, & deux gros de bois de réglisse ratissé & effilé; laissez bouillir pendant deux minutes, puis ajoutez-y une pincée de feuilles de capillaire; couvrez le coquemart: tirez le du feu, & laissez infuser pendant douze ou quinze minutes, ensuite passer à clair pour l'usage.

Premiere Méthode de Traitement
ou
Manière d'employer le mélange dépuratif.

N.° 11. LES malades qui veulent cacher leur état aux personnes qui les entourent, & ceux qui voyagent, peuvent prendre du mélange dépuratif, le matin & le soir, étendue chaque fois dans un verre d'eau pure ou sucrée, observant au moment d'en user, pour que toutes les parties constitutives de ce spécifique soyent bien mêlées, de le secouer dans la fiole qui le renferme. La dose du matin doit être prise une heure & demie avant de déjeûner; s'il arrive qu'on ne puisse en user alors par des causes imprévues, ou qu'on préfère la prendre entre le déjeûner & le dîner (ce qui est indifférent). Il faut que ce soit trois à quatre heures après le déjeûner, & environ une heure & demie avant le dîner, parce qu'il faut toujours faire attention de ne prendre de médicamens, qu'après la digestion du dernier repas qu'on a fait; conséquemment, la potion du soir doit être prise à-peu-pres quatre à cinq heures après le dîner, & une heure & demie avant de souper, ou bien en se mettant au lit, quand on est dans l'habitude de se coucher sans souper. (*Voyez page 4 & suivantes, numéros 7, 8 & 9*).

N.° 12. On peut, après avoir pris la dose de médicament prescrite, en atténuer l'impression en mâchant de suite un petit morceau de sucre, ou se rincer la bouche avec un verre d'eau sucrée, dont on avalle une partie.

N.° 13. Il est avantageux, durant le traitement, de manger moins & de boire plus que de coutume, de l'eau pure ou adoucie, soit par un peu de sucre, de sirops d'orgeat, de capillaires, de violettes, ou de la tisane prescrite. (*Voyez page 10, numéro 19*).

N.° 14. Quand aux malades qui sont en commodité de se soigner, ils doivent préférablement prendre la dose du mélange dépuratif qui leur est prescrite pour chaque jour, étendue dans une pinte de tisane, décrite *page 6, numéro 10*, pour en boire le matin à jeun, une chopine en deux ou trois coups, à demi-heure d'intervalle l'un de l'autre; & la seconde chopine, quatre à cinq heures après dîner, ou dans la soirée, également en deux ou trois coups, à quelque distance l'un de l'autre.

N.° 15. Les malades se conduiront pour ce qui regarde les bains, les pansemens & les purgations, &c. selon l'instruction particulière qu'ils receveront, quand ces secours leurs seront nécessaires; d'ailleurs, s'ils conçoivent des doutes, ou qu'ils se trouvent embarassés, ils pourront consulter le Médecin Lepelletier. (*Voyez page 10, numéro 20*).

Deuxième Méthode de Traitement ou *Manière d'user des Pilules de Santé.*

N.° 16. Les pilules de santé se prennent au nombre ordonné, le plus matin possible, au moins ſix à ſept heures avant de manger, buvant en même temps, ou ſitôt après les avoir avallées, un verre d'eau pure ou sucré. Pour les prendre plus aiſément, on peut les envelopper une à une, deux à deux, trois à trois, ou toutes enſemble, de manière a n'en point ſentir le goût, ſoit dans des confitures de groſeilles, de la marmelade de pommes cuites, ou de pruneaux, dans du pain à chanter, dans une cuillerée de ſoupe, dans une cuillerée d'eau, de vin, ou bien à ſec. (*Voyez pag ; & ſuivantes, numéros 6, 7, 8, 9, 12, 13, 15 & 17*).

N.° 17. Les filles & les femmes ne doivent point uſer des pilules de ſanté, pendant qu'elles ont leurs règles; mais quoiqu'elles ſoient enceintes, elles peuvent en prendre. (*Voyez pages 10 & 11, numéro 20*).

Troiſième Méthode de Traitement.

N.° 18. En même temps qu'on obſerve le régime de vivre, dont joint l'inſtruction, *page 4 & ſuivantes, numéros 7, 8 & 9* : on uſe du mélange dépuratif, comme il eſt dit en la première méthode de traitement, *page 6 & ſuivantes* ; & des pilules de ſanté, en la manière décrite, *page 8, numéros 16 & 17*, avec cette différence, qu'au lieu de prendre tous les jours des pilules de santé, comme il est ordonné de le faire, quand c'est par la seconde méthode qu'on se traite : on en prend seulement de deux jours l'un, le nombre prescrit.

OBSERVATION.

N.° 19. INDÉPENDAMMENT de la quantité de tisane que l'on boit, combiné avec le mélange dépuratif, selon l'instruction donnée, *page 8, numéro 14*; on doit, autant que possible, boire dans tous les temps de la journée, de la tisane générale simple ; nous entendons celle dans laquelle on n'a point ajouté du mélange, &c. Ce que l'on doit pratiquer également quand on se traite, n'importe par quelle méthode, en vertu de l'exposé, *page 7, num. 13*.

AVIS.

N.° 20. Le Médecin Lepelletier envoie aux malades éloignés, qui le demandent, les médicamens nécessaires à leur traitement, sitôt qu'il en a reçu la valeur.

Il faut affranchir les lettres qu'on lui adresse, pour qu'il les reçoive.

Il demeure Place du Cloître Saint-Germain-l'Auxerrois, numéro 26, à côté de l'Eglise, à gauche en venant du Louvre, à Paris.

On ſait qu'il eſt renommé par ſes ſuccès en l'art de guérir, & qu'il traite efficacement les maladies vénériennes, les maux de lait & les fleurs blanches, par des moyens sûrs, tirés du règne végétal, & tellement commodes, que, par leurs ſecours, on peut ſe guérir ſecrètement, en vaquant à ſes affaires.

Comme ci-devant, les perſonnes des deux ſexes peuvent conſulter gratuitement le Médecin Lepelletier, tous les jours, juſqu'à quatre heures de l'après-midi, en ſon domicile.

Il prend en penſion les perſonnes enceintes; elles ſont accouchées à leur choix, par lui ou ſon épouſe, ſage-femme.

Remarques ſur le Biſcuit agréable & purgatif du Médecin LEPELLETIER, *dont le Dépôt général ſera tranſporté, dans ſix mois* (le premier Vendémiaire, an 8), *Place du Cloître Saint-Germain-l'Auxerrois*, numéro 26, *à côté de l'Égliſe, à gauche, en venant du Louvre, à* PARIS.

MALGRÉ le danger connu de tout un chacun, réſultant de la négligence à ſe purger, lorſqu'il eſt utile de le faire, ſoit à la naiſſance, pendant, ou après les maladies, soit même pour prévenir celles dont la cause commune est la plénitude humorale, la presque généralité des individus des deux sexes rejette le secours de la purgation, parce que la forme dégoûtante & le mauvais goût attachés aux médecines ordinaires, impriment une répugnance invincible. C'est donc dans l'intention louable de remédier à ce dégoût si naturel, & faire cesser les dangers qui en résultent, que le Médecin Lepelletier a imaginé, il y a vingt-six ans, de faire disparoître ce que ce moyen médical, d'ailleurs victorieux, a de répugnant en le produisant sous la forme agréable, l'odorat & le goût séduisant de la friandise; tellement que les grandes personnes des deux sexes & les enfans, qui ont besoin de se purger, peuvent, par le Biscuit du Médecin Lepelletier, le faire sans aversion, & même avec plaisir.

Ce Biscuit purge parfaitement & avec douceur, même en fortifiant l'estomac, & mérite d'autant mieux la préférence sur tous les purgatifs connus, qu'il est plus facile à prendre, en raison de sa forme & de son goût délicat; comme purgatif de précaution, il préserve de maladies, en remédiant à la plénitude humorale, rétablit l'équilibre dans les fonctions des organes, dissout les obstructions, détruit les vers de toutes espèces, évacue la bile & les glaires, corrige la malignité des humeurs, & réveille l'appétit, &c. Il est d'un petit volume, & inaltérable (avec la précaution de le garantir de l'humidité); ce qui permet de l'envoyer en tous pays.

Le prix de chaque Biscuit est de soixante-quinze centimes, ou quinze sols.

Quand on veut user du Biscuit, il faut s'abstenir de manger quelques heures avant & quelques heures après; on le mâche pour avaler, ainsi qu'on feroit d'un Biscuit pris chez le Pâtissier, soit sèchement, ou trempé dans un verre d'eau ou de vin, ou dans une tasse de thé; quand on l'a pris séchement, on boit un coup après; d'ailleurs, on se conduit comme pendant l'effet d'une médecine ordinaire, c'est-à-dire, qu'après chaque évacuation, on boit un coup d'une boisson légère & tiede, soit d'eau un peu sucrée, du thé insusé légérement, ou du bouillon aux herbes, ou bien de la gelée de groseille, délayée dans de l'eau, &c.

On donnera la moitié ou les deux tiers d'un Biscuit aux enfans, depuis l'âge de six jusqu'à dix-huit mois. Ceux qui ont passé dix-huit mois, & jusqu'à cinq ou six ans, un Biscuit, & quelquefois davantage, lorsqu'on a expérimenté qu'ils sont durs à émouvoir; depuis six ans jusqu'à douze ans, un Biscuit & demi, & quelquefois deux; après l'âge de douze ans, la dose générale & commune à tous les temps de la vie, eſt de deux Biſcuits; quand aux perſonnes dures, elles peuvent en porter la quantité juſqu'à trois Biſcuits.

On ſait qu'une première purgation émeut les humeurs & ne les évacue qu'en partie; c'eſt pourquoi il eſt néceſſaire d'en répéter l'uſage à un ou deux jours d'intervalle l'un de l'autre.

L'on fera bien de laiſſer ignorer aux enfans, que ce Biſcuit doit les purger; à cet effet, on le leur donnera ſans affectation & comme une ſimple friandiſe, afin que leur eſprit, enclin à la contradiction, n'ait point ſujet à s'oppoſer à l'emploi répété qu'ils auroient beſoin d'en faire par la ſuite.

Pour garantir le Public du danger qu'il courreroit, en s'adreſſant aux Dépôts des Contrefacteurs, on le prévient qu'il doit s'adreſſer uniquement à la Fabrique du Biſcuit purgatif, au Laboratoire; & chez le Médecin Lepelletier, Place du ci-devant Cloître Saint-Germain-l'Auxerrois, numéro 26, à côté de l'Egliſe, à gauche, en venant du Louvre, à Paris.

NOTA. Le Lecteur eſt invité de communiquer la préſente inſtruction à ſes connoiſſances pour qu'elles puiſſent en uſer au beſoin.

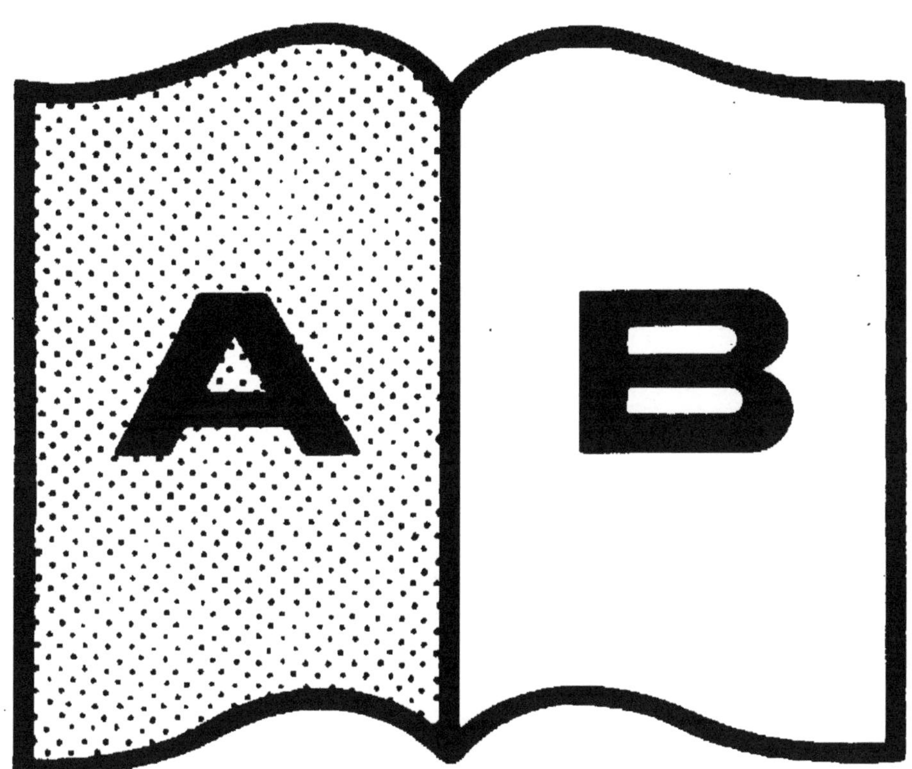

Contraste insuffisant

NF Z 43-120-14

www.ingramcontent.com/pod-product-compliance
Ingram Content Group UK Ltd.
Pitfield, Milton Keynes, MK11 3LW, UK
UKHW012312240726
13966UKWH00005B/1829

9 782013 582650